AF463485

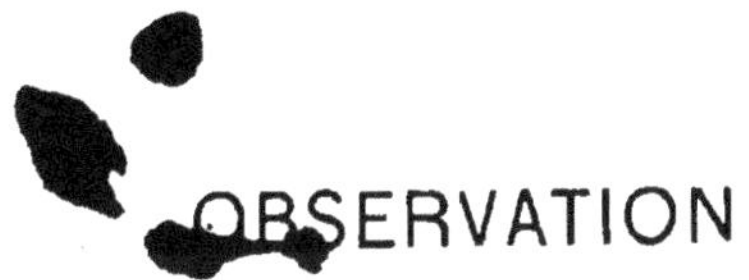

OBSERVATION

D'ABSENCE CONGÉNITALE DU VAGIN

ET DE L'UTÉRUS

COMPLÉMENT D'EXPLORATION A L'AIDE D'UNE PONCTION CAPILLAIRE ASPIRATRICE

PAR

M. LALLEMENT

Professeur adjoint à la Faculté de médecine de Nancy

Et M. le Dr LEBERT

(Lue à la Société de Médecine de Nancy le 23 mai 1874)

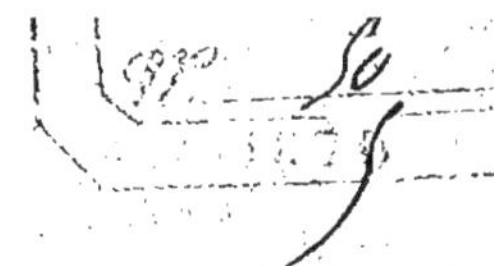

OBSERVATION

D'ABSENCE CONGÉNITALE DU VAGIN

ET DE L'UTÉRUS

COMPLÉMENT D'EXPLORATION A L'AIDE D'UNE PONCTION CAPILLAIRE ASPIRATRICE

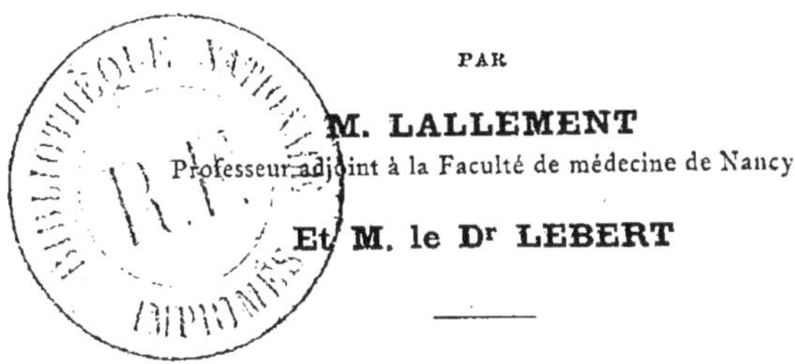

PAR

M. LALLEMENT

Professeur adjoint à la Faculté de médecine de Nancy

Et M. le Dr LEBERT

(Lue à la Société de Médecine de Nancy le 23 mai 1874)

Ce fait intéressant a été observé par M. le docteur Lebert, de Colombey, sur une jeune fille du village de Vannes, canton de Colombey; appelé moi-même à donner mon avis sur l'opportunité d'une opération, nous avons dû, mon confrère et moi, compléter l'examen dont j'ai l'honneur de vous soumettre le résultat.

Le 3 janvier 1874, le docteur Lebert est appelé à donner ses soins à Mlle Maria X..., âgée de 20 ans, qui n'est pas encore réglée. Depuis trois ans, elle éprouve des douleurs sourdes dans la région lombaire; dans l'intention de provoquer l'apparition des menstrues, sa mère lui a administré force tisane d'absinthe, de rue, d'armoise, etc. Depuis trois ou quatre mois, les douleurs sont revenues bien plus fortes, régulièrement, environ tous les 28 jours, mais sans le moindre écoulement de sang.

De taille moyenne, d'un physique agréable, véritablement féminin, les cheveux châtain foncé assez abondants, cette jeune fille accuse des douleurs dans le dos, avec fourmillements dans les reins, quelques maux de tête et une légère pesanteur dans le bas-ventre; la face est pâle, mais l'état des forces est satisfaisant; l'appétit bon, le pouls normal ainsi que le rhythme du cœur. La poitrine est large, bien développée; les seins, assez fermes, présentent un volume moyen. Les selles sont régulières, le ventre légèrement ballonné, probablement à cause de la grande quantité de tisane ingérée, car depuis il s'est toujours trouvé normal et non douloureux. La miction est facile. Il n'y a jamais eu d'épistaxis.

Le docteur Lebert crut d'abord à une simple aménorrhée, mais le toucher lui fit reconnaître son erreur.

Au premier aspect, les parties génitales externes n'offrent rien de particulier; des poils aussi nombreux et aussi développés qu'à l'ordinaire recouvrent le mont de Vénus et les grandes lèvres; mais celles-ci étant écartées, on se trouve en présence d'une oblitération complète de l'entrée du vagin. Entre les petites lèvres, le clitoris A et la fourchette est une surface muqueuse, rosée, à peu près plane, offrant à quinze millimètres au-dessous du clitoris le méat urinaire normal et, en outre, quelques dépressions qui vont être signalées avec précision :

La plus grande B, située environ un centimètre au-dessous du méat, sur la ligne médiane, a la forme d'un croissant à concavité supérieure, un peu plus étendu vers le côté gauche; un stylet y pénètre obliquement à une profondeur de huit millimètres; elle pourrait loger un pois de moyenne grosseur. Une seconde dépression D, également sur la ligne médiane, cinq millimètres au-dessus de la fourchette, forme un petit ovale vertical, à grosse extrémité inférieure, et constitue un petit cul-de-sac de trois millimètres de profondeur. Une troisième C, située à droite et un peu au-dessus du niveau du méat urinaire, irrégulièrement circulaire, de six millimètres de diamètre, divisée en deux portions par une petite bride horizontale, est la plus profonde; un stylet pénètre à douze millimètres environ. Enfin, sur la partie gauche de cette membrane obturatrice existent trois autres petites dépressions tout à fait superficielles E F G. — La distance du clitoris à la fourchette est de 45 millimètres. Le périnée est normal; quatre centimètres séparent l'anus de la fourchette.

En présence de cette disposition, le docteur Lebert pensa d'abord qu'il ne s'agissait que d'une imperforation de la membrane de l'hymen; mais ayant pratiqué simultanément le cathétérisme de la vessie et le toucher rectal, il constata qu'il n'existait qu'un très-léger intervalle entre la sonde et le doigt, ce qui lui fit soupçonner l'absence du vagin et peut-être de la matrice. C'est alors que je fus appelé et, le 10 février, nous examinâmes la malade, le docteur Lebert et moi, avec l'assistance de M. Toussaint, médecin à Blénod.

Je vérifiai l'exactitude de la description qui vient d'être donnée; le dessin que j'ai l'honneur de mettre sous les yeux de la Société fut fait par M. Lebert. Le plan obturateur ne fait pas la moindre saillie; il est ferme et résistant à la pression; il n'est donc soulevé par aucune collection sous-jacente. Le doigt, introduit dans le rectum, atteint, à sept centimètres environ au-dessus de l'anus, une sorte de bride épaisse disposée transversalement sur la face antérieure du rectum; il peut contourner et accrocher par sa face supérieure cette saillie dirigée obliquement en bas et en avant, paraissant avoir un centimètre, au maximum, d'épaisseur et former un relief de huit à dix millimètres de hauteur, limité à la face antérieure du rectum sur une longueur transversale de deux centimètres. Conséquemment cette bride, de consistance fibreuse, ne semble pas devoir être constituée par le sphincter supérieur de l'anus. Dans tout l'espace qui sépare ce relief de l'anus, le doigt sent très-nettement une sonde de sept millimètres de diamètre préalablement introduite dans la vessie; il n'en est séparé que par une très-mince épaisseur des parties molles qui mesure tout au plus quelques millimètres. Immédiatement au-dessus du sphincter externe, l'extrémité du doigt refoulant la paroi antérieure de la partie inférieure de l'ampoule rectale, répond directement à la face postérieure du plan obturateur et à la partie inférieure du canal de l'urèthre.

La minceur de la cloison uréthro-rectale prouve qu'il n'existe pas de canal vaginal; mais quelle est la nature de cette saillie qui est constatée sur la face antérieure du rectum? Ne serait-ce pas le vestige de l'utérus, une sorte de noyau fibreux faisant corps avec la paroi rectale au-dessous de la vessie? Cette hypothèse nous a paru admissible; mais la matrice réduite à un degré d'atrophie aussi prononcé pouvait-elle produire quelque sécrétion ou une exhalation sanguine menstruelle? Il est bien certain que le toucher ne révèle au-devant d'elle aucune collection liquide appréciable et qu'on ne peut songer à une rétention quelconque du liquide utérin ou de sang. Cependant, pour affermir notre conviction, la jeune fille étant anesthésiée par le chloroforme, j'enfonçai une aiguille creuse de l'aspirateur Dieulafoy au centre de la principale dépression située au-dessous du méat, et je l'insinuai progressivement dans la cloison uréthro-rectale au-dessous de la sonde introduite dans la vessie, au-dessus de la pulpe du doigt indicateur, placé dans le rectum et servant de guide; avec beaucoup de précautions, en raison de la faible épaisseur de cette cloison, j'arrivai ainsi jusque sur le noyau fibreux que je considère comme le vestige de l'utérus. Il ne s'écoula pas la moindre goutte de liquide par l'aiguille; le vide de l'aspirateur n'amena non plus aucune trace évidente de liquide. Je ne puis être plus affirmatif, parce que malheureusement quelques gouttes d'eau étaient restées entre le piston et le fond de la seringue mal desséchée.

Cette exploration ne nous permettait pas sans doute de nous prononcer sur la nature réelle de ce noyau fibreux que nous supposons être le rudiment de l'utérus; mais elle confirmait l'absence de toute collection liquide dans l'épaisseur de la paroi vésico-rectale. Il n'existait donc aucune rétention de sang menstruel, ni même un organe propre à l'exhaler. Toute opération nous parut parfaitement inutile et nous laissâmes en repos la jeune fille après avoir fait comprendre à ses parents le vice de conformation dont elle était atteinte et ses conséquences au point de vue du mariage, car Maria X... était fiancée.

Notre ponction capillaire exploratrice n'eut aucune suite; la jeune fille prit un bain de siége et le lendemain elle ne souffrait plus.

Pour compléter les renseignements, nous devons ajouter que Maria X... n'a qu'un frère âgé de 19 ans; sa mère, âgée de 46 ans, jouit d'une bonne santé; celle-ci a deux sœurs, l'une religieuse, l'autre morte à 43 ans d'une fièvre typhoïde, laissant huit enfants bien portants.

Réflexions. — Bien que les observations d'absence du vagin et de l'utérus ne soient pas très-rares, — M. le professeur Le Fort en a cité un certain nombre dans sa thèse sur « *les Vices de conformation de l'utérus et du vagin et des moyens d'y remédier* » (1863), — ce fait m'a paru devoir intéresser la Société. Je veux seulement appeler plus spécialement son attention sur le moyen que j'ai employé pour compléter le diagnostic.

Cette jeune fille présentait tous les signes d'un molimen menstruel, caractérisé par des douleurs lombaires revenant très-régulièrement tous les 28 jours, au moins dans les derniers temps; il est bien certain que ce molimen a son point de départ dans les ovaires. On peut donc conclure, sans témérité, que Maria X... possède des ovaires plus ou moins bien développés. Dans certains faits analogues, l'autopsie a pu démontrer leur présence (notamment dans le cas de Mondini, de Bologne, observé en 1822 et publié en 1853, et dans celui de Samuel Chew, de Baltimore 1840, relatés par M. Le Fort).

Je pense donc que, chez notre jeune fille, l'arrêt du développement ne porte que sur l'utérus et le vagin, c'est-à-dire sur la fusion des extrémités inférieures des canaux de Muller; les dépressions signalées sur le plan obturateur sont les vestiges du travail de résorption de la superficie vers la profondeur qui, dans l'âge embryonnaire, a pour but la formation de la fente uro-génitale et la communication de l'appareil génital externe avec l'appareil génital interne.

D'autre part, s'il est prouvé que l'utérus peut être complétement absent, — ce qui est encore contestable, — il semble que bien plus fréquemment il existe, mais à un degré tout à fait rudimentaire et sous forme de fibres musculaires plus ou moins perdues dans le tissu cellulaire. Dans le cas qui nous occupe, il nous a paru que le noyau fibreux saillant sur la face antérieure du rectum pouvait bien être le vestige de l'utérus. Dès lors on peut se demander à quelle limite d'atrophie l'utérus cessera de devenir le siége de l'exhalation sanguine sollicitée par le molimen ménorrhagique? C'est ce qu'il est bien difficile de déterminer, surtout lorsqu'on voit des femmes aménorrhéiques, quoique possédant un utérus bien développé relativement à l'atrophie extrême dont nous parlons en ce moment, mais d'un volume notablement plus petit qu'à l'état normal. — Cette exhalation, très-peu abondante proportionnellement au faible développement de l'organe, ne saurait alors produire ces troubles de rétention si manifestes dans les cas d'imperforation de l'hymen ou d'absence du vagin seul. A l'appui de cette hypothèse, je citerai l'observation de Fletcher, résumée dans le mémoire de M. Le Fort, qui ne trouva aucune accumulation de sang menstruel et pourtant l'opérée vit les règles survenir et eut deux enfants par la suite, et celle de Watson (même recueil) qui ne constata également aucune rétention sanguine.

Quoi qu'il en soit, que l'accumulation des menstrues soit médiocre ou nulle, en apparence du moins, n'y a-t-il pas intérêt, si la palpation hypogastrique, le toucher rectal uni au cathétérisme ne donnent pas des notions suffisantes, à rechercher directement la présence de la collection liquide? La ponction capillaire aspiratrice me paraît devoir servir à la solution du problème, et c'est à ce titre que je l'ai employée. Si l'aspiration donnait un résultat positif, l'aiguille pourrait servir de guide pour inciser et décoller progressivement la cloison obturatrice, selon la méthode employée par Fletcher, Amussat et Patry.

(Extrait de la *Revue médicale de l'Est.*)

Nancy, imprimerie Berger-Levrault et Cie.

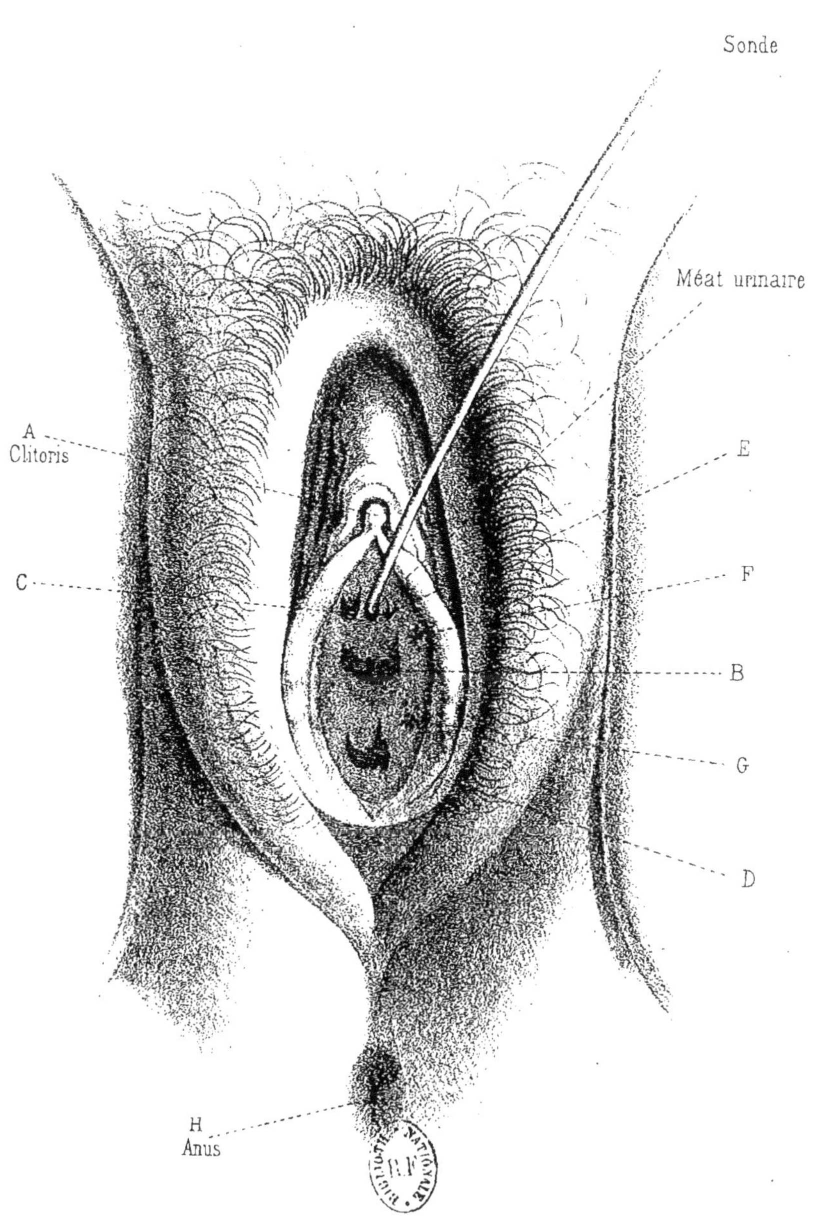
Sonde
Méat urinaire
A
Clitoris
E
C
F
B
G
D
H
Anus

COUPE SCHÉMATIQUE.

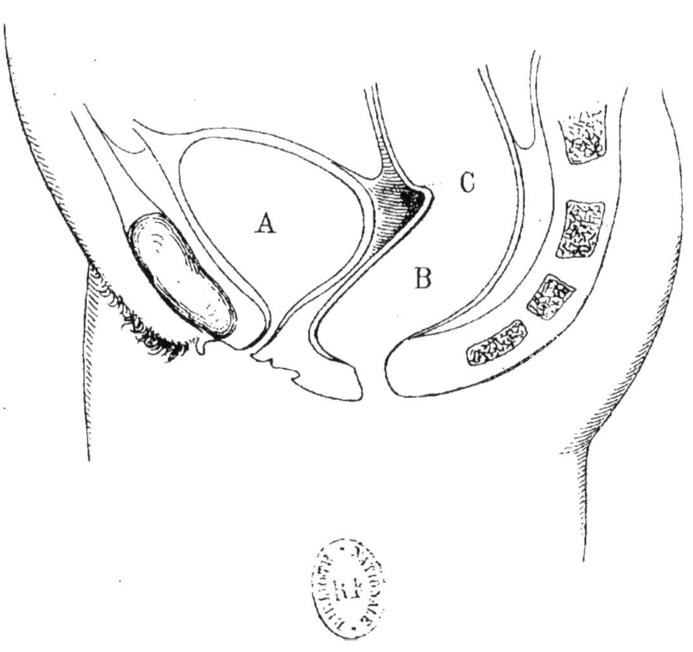

A. Vessie

B. Rectum

C. Saillie fibreuse supposée le rudiment de l'utérus.

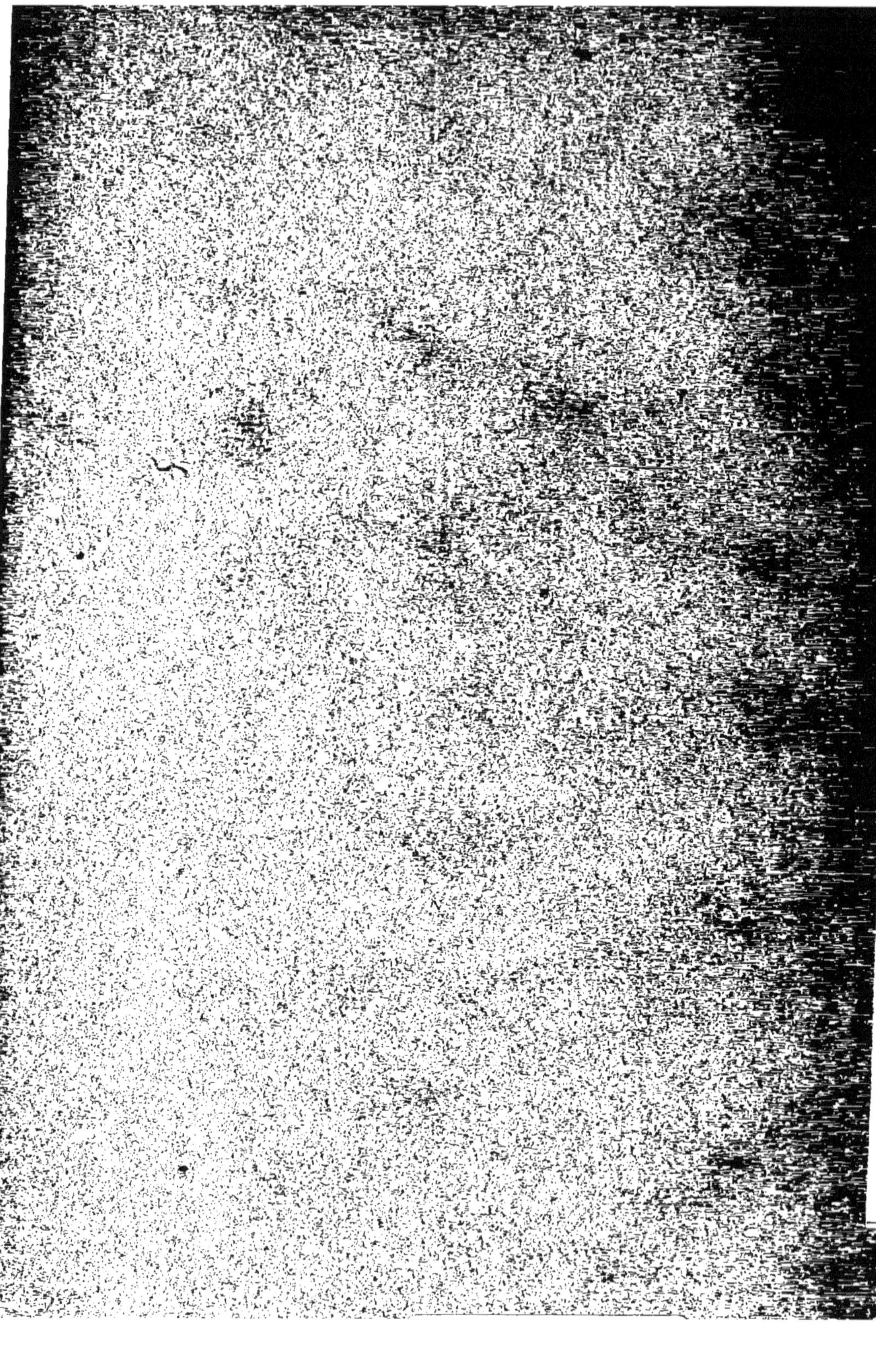

www.ingramcontent.com/pod-product-compliance
Ingram Content Group UK Ltd.
Pitfield, Milton Keynes, MK11 3LW, UK
UKHW021040200726
13857UKWH00005B/1848

9 782011 790156